BEI GRIN MACHT SICH IHR
WISSEN BEZAHLT

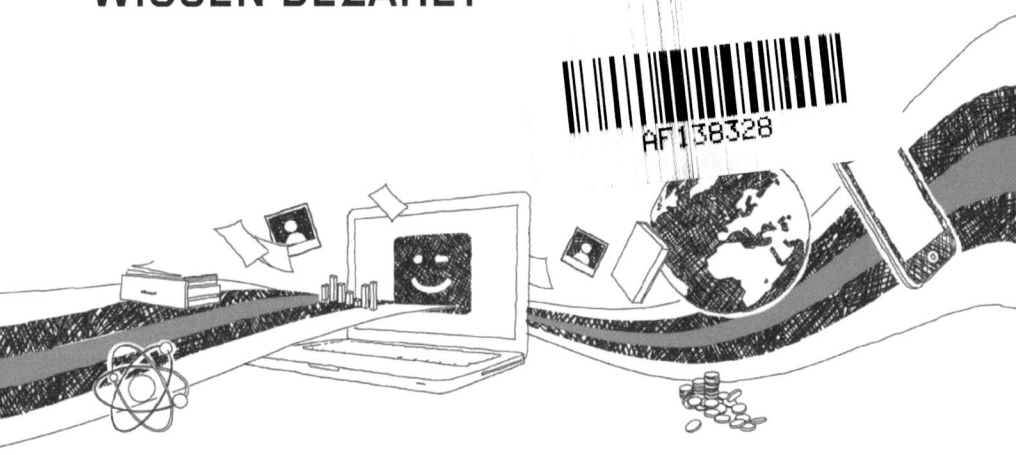

- Wir veröffentlichen Ihre Hausarbeit,
  Bachelor- und Masterarbeit

- Ihr eigenes eBook und Buch -
  weltweit in allen wichtigen Shops

- Verdienen Sie an jedem Verkauf

Jetzt bei www.GRIN.com hochladen
und kostenlos publizieren

GRIN ☺

Digitale Patienten-Notfalldaten als NFC-Wearable im Gesundheitswesen auf Grundlage der Medizinethik

Sandra Waldermann-Scherhak

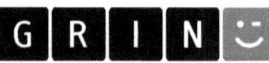

Bibliografische Information der Deutschen Nationalbibliothek:

Die Deutsche Nationalbibliothek verzeichnet diese Publikation in der Deutschen Nationalbibliografie; detaillierte bibliografische Daten sind im Internet über http://dnb.d-nb.de abrufbar.

ISBN: 9783389087930
Dieses Buch ist auch als E-Book erhältlich.

© GRIN Publishing GmbH
Trappentreustraße 1
80339 München

Druck und Bindung: Books on Demand GmbH, Norderstedt Germany
Gedruckt auf säurefreiem Papier aus verantwortungsvollen Quellen

Das vorliegende Werk wurde sorgfältig erarbeitet. Dennoch übernehmen Autoren und Verlag für die Richtigkeit von Angaben, Hinweisen, Links und Ratschlägen sowie eventuelle Druckfehler keine Haftung.

Das Buch bei GRIN: https://www.grin.com/document/1519184

FOM Hochschule für Oekonomie & Management Essen
Hochschulzentrum Essen

Berufsbegleitender Studiengang
Public Health (M. Sc.)

3. Semester

Seminararbeit

in Modul Digitalisierung im Gesundheitswesen

„Digitale Patienten-Notfalldaten als NFC-Wearable im Gesundheitswesen auf Grundlage der Medizinethik"

Autorin: Sandra Waldermann-Scherhak
Abgabedatum: 2024-02-28

„Tradition ist nicht das Bewahren der Asche,
sondern das Weitergeben des Feuers."

Gustav Mahler, Komponist

Inhaltsverzeichnis

V

Abbildungsverzeichnis

Abkürzungsverzeichnis

API	Application Programming Interface (dt. Programmierschnittstelle)
APP	Application (dt. Anwendung)
BMG	Bundesministerium für Gesundheit
bspw.	beispielsweise
DSGVO	Datenschutzgrundverordnung
eGK	elektronische Gesundheitskarte
eHBA	elektronischer Heilberufausweis
eNFD	elektronischer Notfalldaten
ePA	elektronische Patientenakte
GKV	Gesetzliche Krankenversicherung
GW	Gesundheitswesen
KIS	Krankenhausinformationssystem
NFC	Near-field-communication (dt. Nah-Feld-Kommunikation)
NFDS	Notfalldatensatz
NFDM	Notfalldatenmanagement
PDSG	Patientendatenschutzgesetz
PKV	Private Krankenversicherung
TI	Telematikinfrastruktur

1 Einleitung

In den letzten Jahren hat die digitale Verfügbarkeit von Notfalldaten zunehmend an Bedeutung gewonnen. Aus Public Health Sicht eröffnet die Nutzung digitaler Technologien
neue Möglichkeiten zur effizienten Erfassung, Speicherung und Bereitstellung von Gesundheitsdaten. In akut-medizinischen Notfallsituationen kann der Zugriff auf relevante
Informationen über den Gesundheitszustand einer Person lebensrettend sein. Der mensch-
liche Faktor spielt in der Akutmedizin eine wichtige Rolle. „Ca. 490.000 Patienten werden pro Jahr in Deutschland durch Behandlungsfehler geschädigt, davon sind ca. 44.000
Todesfälle pro Jahr auf unerwünschte Ereignisse im Krankenhaus zurückzuführen. Etwa
80% der unerwünschten Ereignisse sind auf menschliches Fehlverhalten oder Nachlässigkeit zurückzuführen und sind damit grundsätzlich vermeidbar" (St.Pierre et al., 2011,
S. 6). Dazu zählt die Psychologie menschlichen Handelns, sowie der Einfluss von Stress
und Müdigkeit, aber auch die moralische Entscheidungsfindung und ethische Handlungs-
strategien. Besonders in Notfallsituationen, in denen der Faktor Zeit eine der größten
Rolle spielt, können digitale Notfalldaten bei der Ersteinschätzung des Patienten durch
die Rettungskräfte behilflich sein. Die Entscheidungsfindung der einzuleitenden Maßnahmen wird beschleunigt und dabei die Effizienz der Versorgung erhöht. Ärztinnen und
Ärzte, Rettungsdienste, Krankenhäuser und Kliniken können auf diese Weise effektiver
zusammenarbeiten und eine nahtlose Versorgung der Patientinnen und Patienten gewährleisten. Sie bietet die Chance zur Verbesserung der Kommunikation und Vereinfachung
der Koordination zwischen den Akteuren des GWs, was dazu beiträgt, die Qualität der
Notfallversorgung zu verbessern und die Patientensicherheit zu erhöhen. Doch es gilt
auch Herausforderungen und potenzielle Risiken bei der digitalen Verfügbarkeit von Notfalldaten zu berücksichtigen. „Die Gefährdung von Patienten ist häufig auf eine unzu-
reichende Standardisierung und Schnittstellenorientierung zurückzuführen" (Hoffmann,
2022, S. 139). Datenschutz und Datensicherheit spielen eine zentrale Rolle, da sensible
persönliche Informationen über die Gesundheit einer Person übertragen und gespeichert
werden. Demzufolge ist von hoher Bedeutung, angemessene Sicherheitsvorkehrungen zu
treffen, um die informationelle Selbstbestimmung der Betroffenen zu gewährleisten und
sie dabei vor dem unbefugten Zugriff auf ihre sensiblen Gesundheitsdaten zu schützen.

1.1 Problemstellung

Das GW befindet sich inmitten der digitalen Transformation. Durch den demografischen Wandel, den Fachkräftemangel, den Abbau von Krankenhäusern und zuletzt auch bedingt durch die Zunahme der Erkrankungen innerhalb der Bevölkerung, ist Deutschland aufgefordert die Digitalisierung mit hohem Tempo und großer Dynamik voranzutreiben. Der aktuelle Stand der Digitalisierung sowohl in der deutschen Industrie, besonders jedoch im deutschen Gesundheitssystem ist im internationalen Vergleich unterdurchschnittlich. „Trotz der Ausarbeitung einer Strategie zur Verbreitung der Digitalisierung im Gesundheitswesen mangelt es bisweilen an politischer Initiative" (Kassel, 2020, S. 93). Dazu zählt auch die Bereitstellung der Notfalldaten. Sie gehörte zu den ersten medizinischen Anwendungen der eGK in der TI, dem sicheren, digitalen Informations- und Kommunikationsnetz im Gesundheitswesen (Vgl. BMG, 2022). Deutschland besitzt das Potenzial Notfalldaten digital zugänglich zu machen. Es zeigt sich jedoch in der Realität, dass zahlreiche Projekte zur Implementierung von Gesundheitsdaten erhebliche Probleme aufzeigen und Initiativen zur Nutzung der eGK und ePA wenig Erfolg bringen. „Der Staat hat es verpasst, die Digitalisierung samt der erforderlichen digitalen Infrastruktur als straff gefasstes Programm aufzugleisen und umzusetzen" (Werner, 2022, S.13). Unbestritten ist, dass die Digitalisierung in Deutschland hinter den hohen Erwartungen ebenso zurückbleibt wie hinter ihren Potenzialen. (McKinsey, 2023 S. 2). Gemäß einer Studie von Hübner et al. (2020) gibt es in Deutschland aktuell derzeit noch keine flächendeckende Verfügbarkeit von digitalen Notfalldaten. Diese Tatsache liegt in der Fragmentierung der Datenerfassung und -speicherung zugrunde, da verschiedene IT-Systeme und Akteure im GW beteiligt, aber nicht miteinander vernetzt sind. Ein Kernproblem ist die fehlende Interoperabilität zwischen den Akteuren des Gesundheitssystems und den verschiedenen IT-Systemen und Datenbanken. "Ohne durchgängige Interoperabilität zwischen den Notaufnahmen der Krankenhäuser, den Rettungsdiensten und den Arztpraxen können Notfalldaten nicht effektiv geteilt werden, was zu Informationsverlusten und potenziellen Gefahren für den Patienten führt" (Müller & Schmitz, 2023, S. 56). Trotz einzelner technologischer Fortschritte und der Verfügbarkeit von elektronischen Gesundheitsdaten bestehen nach wie vor große Lücken in der digitalen Verfügbarkeit von Notfalldaten und es existiert erheblicher Handlungsbedarf, um die Situation zu verbessern. Bundesgesund-heitsminister Prof. Karl Lauterbach beschreibt die Situation in Deutschland mit den Wor-ten: „Deutschlands Gesundheitswesen hängt in der Digitalisierung um Jahrzehnte zurück. Das können wir nicht länger verantworten. (BMG, 2023a) …Moderne Medizin basiert auf Digitalisierung und Daten. Ihre Vorteile zu nutzen, macht Behandlung besser." (BMG2023b). Möglicherweise scheint in der präklinischen Patientenversorgung noch mehr als in anderen Bereichen der Medizin mit Fehlern zu rechnen sei. Es wird davon ausgegangen, dass die Dunkelziffer von Fehlern in der präklinischen Patientenversorgung hoch ist. (St.Pierre et al, 2011, S. 12)

1.2 Zielsetzung und Gang der Arbeit

Diese Seminararbeit beschäftigt sich mit der aktuellen Situation der digitalen Verfügbar-keit von Notfalldaten in Deutschland. Das erste Kapitel umfasst die Problemstellung und Zielsetzung der Arbeit. Im zweiten Kapitel werden Grundlagen und notwendige Begriffe und gesetzlichen Rahmenbedingungen erläutert. Das dritte Kapitel beschäftigt sich mit der Medizinethik und den medizinethischen Prinzipien im Kontext digitaler Notfalldaten. Im vierten Kapitel folgt die Technische Funktionsweise von NFC-Wearables und deren Anforderungen. Im fünften Kapitel wird ein praktisches Beispiel als Lösung vorgestellt und die Ergebnisse unter medizinethischer Betrachtung zusammengetragen. Im sechsten Kapitel folgt eine kritische Betrachtung mit den Risiken und Nachteilen, sowie den Chan-cen und Vorteilen eines digitalen Notfalldatenmanagements. Das siebte Kapitel bildet das Fazit in dem eine Zusammenfassung und ein Ausblick auf zukünftige Entwicklungen, praktische Implikationen für die Gesundheitsversorgung, sowie die Ethik im GW im Zeit-alter digitaler Innovationen diskutiert wird. Ziel dieser Arbeit ist es, die Bedeutung der digitalen Verfügbarkeit von Notfalldaten mittels NFC-Technologie im Kontext medizin-ethischer Prinzipien zu untersuchen und anhand eines Lösungsansatzes kritisch untersu-chen, um mögliche Empfehlungen für eine sichere und effektive Implementierung dieser Technologie zu formulieren.

2 Theoretische Grundlagen und Begriffsbestimmungen

2.1 Digitale Patientendaten

Digitale Patientendaten umfassen alle elektronischen Aufzeichnungen von Patienteninformationen. Diese Daten beinhalten Krankengeschichten, Diagnosen, Behandlungspläne, Medikationslisten und Allergieinformationen. „Digitale Patientendaten ermöglichen eine schnellere, präzisere und effizientere Patientenversorgung" (Müller & Schmitz, 20213, S. 45). Für den Rettungsdienst ist ein schneller Zugriff auf relevante Patientendaten entscheidend. Das NFDM kann somit die Überlebensrate bei Notfällen signifikant erhöhen.

2.2 Notfalldatenmanagement

Das NFDM ist eine neue medizinische Fachanwendung in der TI. Das Kernelement dieses ist das Speichern eines NFDS auf der eGK, den Ärzten in einem medizinischen Notfall abrufen können. (Vgl. KVB, 2021, S. 1). „Der NFDS enthält notfallrelevante Informationen, wie Angaben zum Patienten, Diagnosen, Medikation sowie zu bestehenden Allergien und Unverträglichkeiten. Darüber hinaus können auch Kontaktdaten von behandelnden Ärzten und Personen, die im Notfall benachrichtigt werden sollen, sowie weitere Hinweise gespeichert werden" (kbv.de, 2021). Die Nutzung ist freiwillig, somit können Patienten eigenständig entscheiden, ob sie einen NFDS nutzen wollen und diesen vom Arzt einrichten lassen wollen oder nicht. Ein NFDS wird angelegt, sofern ein Arzt die medizinische Notwendigkeit quittiert. Ob ein NFD angelegt wird, entscheidet sich demnach nach der Auswahl der notfallrelevanten Erkrankungen. Aktuell haben nur ausgewählte Patienten Anrecht darauf. Dazu zählen Patienten mit einer komplexen Krankengeschichte mit mehreren Diagnosen, Medikationen und weiteren Besonderheiten, Patienten mit einzelnen, aber besonders notfallrelevanten oder seltenen Erkrankungen, sowie Schwangere.

2.2.1   Verfügbarkeit von Notfalldaten in der eGK

„Laut Paragraph 358 Absatz 3 SGB V haben Versicherte gegenüber Ärzten, die an der vertragsärztlichen Versorgung teilnehmen, einen Anspruch auf die Erstellung und Aktualisierung eines NFD und die Speicherung dieser Daten auf ihrer eGK" (KVB, 2021, S. 1).

2.2.2   Verfügbarkeit von Notfalldaten in der ePA

„Die elektronische Patientenakte hat das Potenzial, Notfalldaten zentral und schnell abrufbar zu machen. Sie kann dazu beitragen, die Informationslücke zwischen den verschiedenen Gesundheitsdienstleistern zu schließen" (Schmidt & Lorenz, 2023, S. 32).

2.3   Gesetzliche Grundlagen

Das PDSG und die DSGVO sind zwei relevante rechtliche Instrumente, die in diesem Zusammenhang beachtet werden müssen" (vgl. Schweiger et al., 2021 S. 175).

- Patientendatenschutzgesetz

Ein zentraler Baustein ist das vom Bundestag im Jahr 2021 verabschiedete PDSG, das unter anderem die Einführung der elektronischen Patientenakte (ePA) vorsieht.

- Datenschutz-Grundverordnung

Die DSGVO bildet das Rückgrat des Datenschutzes in der EU und somit auch für digitale Patientendaten. Sie regelt, wie personenbezogene Daten, zu denen auch Gesundheitsdaten zählen, verarbeitet werden dürfen.

3 Medizinethische Prinzipien im Kontext digitaler Notfalldaten

3.1 Grundprinzipien der Medizinethik

Die Medizinethik nach Tom L. Beauchamp und James F. Childress (1970) ist ein bedeutungsvolles Rahmenwerk, das als Grundlage für die ethische Bewertung und Entscheidungsfindung im GW verwendet wird. In ihrem Buch "Principles of Biomedical Ethics" haben sie vier grundlegende Prinzipien identifiziert, die als Leitfaden für ethische Überlegungen dienen: *Autonomie, Nichtschädigung, Fürsorge und Gerechtigkeit.* Diese Prinzipien bieten einen allgemeinen Rahmen, der auf verschiedene ethische Dilemmata im medizinischen Kontext angewendet werden kann. Die vier Prinzipien der Medizinethik werden in den nächsten Kapiteln erläutert.

3.1.1 Autonomie (Respect for Autonomy)

Dieses Prinzip basiert auf dem Respekt vor der Selbstbestimmung des Einzelnen. Es bezieht sich auf das Recht eines Patienten, über seinen eigenen Körper und die Art der medizinischen Behandlung zu entscheiden. Das Prinzip der Autonomie respektiert die Entscheidungsfähigkeit des Patienten und unterstützt das Recht auf informierte Zustimmung. Die informierte Zustimmung ist ein Prozess, durch den ein Patient nach Aufklärung über die Vor- und Nachteile einer medizinischen Intervention seine Zustimmung zur Behandlung gibt. In einer Studie von Bollschweiler et al. (2018) wurde festgestellt, dass die Autonomie des Patienten bei der Entscheidungsfindung in der medizinischen Versorgung von zentraler Bedeutung ist und einen wesentlichen Einfluss auf die Patientenzufriedenheit hat.

3.1.2 Nichtschädigung (Nonmaleficence)

Dieses Prinzip betont die Verpflichtung des medizinischen Personals, Schaden zu vermeiden. Nichtschädigung meint und verlangt, dass Gesundheitsdienstleister keinen Schaden anrichten oder das Risiko eines Schadens für den Patienten verhindern sollten. Dies bedeutet, dass bei der Auswahl von Behandlungen und Interventionen darauf geachtet werden muss, dass sie keine unnötigen Risiken oder schädigende Nebenwirkungen verursachen. 15% aller Patienten erleiden eine unerwünschte Arzneimittelwirkung oder einen Medikamentenfehler (Benkirane et al. 2009). Jeder 10. Neuzugang der Intensivstation wurde aufgrund eines vorangegangenen Behandlungsfehlers intensivpflichtig (Darchy et al. 1999). „Menschliches Verhalten dominiert das Risiko in modernen soziotechnischen Systemen und möglicherweise versterben mehr Menschen an den Konsequenzen medizinischer Diagnostik und Therapie bzw. an genuinen Behandlungsfehlern als an den häufigsten Karzinomen oder an den Folgen eines Polytraumas." (St.Pierre et al., 2011, S. 6).

3.1.3 Fürsorge (Beneficence)

Die Fürsorge verpflichtet das medizinische Personal, zum Wohl des Patienten zu handeln. Dieses Prinzip fordert, dass medizinische Entscheidungen stets das Wohl des Patienten fördern sollen. Es bedeutet, dass Gesundheitsdienstleister verpflichtet sind, die bestmögliche Gesundheitsversorgung anzubieten und das Wohl des Patienten zu fördern, auch wenn dies bedeutet, dass persönliche Opfer oder Kosten entstehen können. In einer Untersuchung von Becker et al. (2021) wurde gezeigt, dass das Prinzip der Fürsorgepflicht eine wichtige Rolle bei der Entscheidungsfindung in der medizinischen Ethik spielt und einen hohen Stellenwert für die Qualität der Gesundheitsversorgung hat. Zum Verständnis der Fürsorge und des Einflusses durch den Faktor Mensch ist wichtig zu betonen, dass „diese nicht mit Nachlässigkeit, Schlampigkeit, Inkompetenz oder mangelnder Motivation der Beschäftigten gleichgesetzt werden, sondern sind normale psychische Prozesse, die mit Faktoren des Arbeitssystems in Wechselwirkung treten, gemeint. „Von dieser Regel ist niemand ausgenommen, weswegen selbst hoch motivierte und erfahrene Personen schwerwiegende Fehler begehen können" (Mosneron-Dupin & Amalberti, 1997).

3.1.4   Gerechtigkeit (Justice)

Das Prinzip der Gerechtigkeit in der Medizin bezieht sich auf die faire Verteilung von Gesundheitsressourcen und -leistungen sowie die Gleichbehandlung von Patienten. Dazu zählt der Anspruch nach fairer Verteilung der Gesundheitsgüter, den der Patient stellt. Dieser Anspruch, richtet sich an das System, in das die Krankenbehandlung eingebettet ist. Des Weiteren bedeutet es, dass Gesundheitsdienstleister sicherstellen müssen, dass alle Patienten gleichbehandelt werden und dass keine ungerechtfertigten Unterschiede aufgrund von Merkmalen wie Geschlecht, sozioökonomischem Status oder ethnischer Zugehörigkeit bestehen. Eine Studie von Müller (2020) untersuchte die Bedeutung des Prinzips der Gerechtigkeit bei der Verteilung von Gesundheitsressourcen und kam zu dem Schluss, dass eine gerechte Verteilung von Ressourcen eine wesentliche Voraussetzung für eine ethisch verantwortungsvolle Gesundheitsversorgung ist. „Gerechtigkeit im Gesundheitswesen bildet eine der größten gesundheitspolitischen Herausforderungen der Gegenwart. Aus interdisziplinärer Betrachtung müssen wir uns fragen nach welchen Kriterien wir die Zuteilung von Gesundheitsleistungen unter Ressourcenknappheit beurteilen und wie wir den Umgang mit neuen Technologien regeln, so dass sie Kriterien der Gerechtigkeit genügen" (Vgl. Brink et al., 2006, S. 7).

3.2   Medizinethik und Digitalisierung

Die Medizinethik bildet das Fundament für eine patientenorientierte und gerechte Gesundheitsversorgung. Nicht nur medizinische Behandlungen, auch die Nutzung und Verarbeitung von Gesundheitsdaten sollte im Einklang mit ethischen Grundsätzen erfolgen. Die Anwendung von Medizinethik auf die Digitalisierung von Gesundheitsdaten ist daher von entscheidender Bedeutung. „Das bislang vorherrschende Zwei-Säulen-Prinzip, das Einflussnahmen im Bereich der Medizin genau dann ethisch und rechtlich legitim sein lässt, wenn eine ärztliche Indikation und die informierte Zustimmung des Patienten vorliegen, kann man so in der personalisierten Medizin nicht mehr fortschreiben." (Anselm, 2018, S. 47) Ethische und moralische Fragen und Herausforderungen sollten dabei sorgfältig berücksichtigt werden, um die Art und Weise, wie Gesundheitsdaten gesammelt,

9

gespeichert, ausgetauscht und genutzt werden, grundlegend zu verändern. Durch die Berücksichtigung der Prinzipien der Medizinethik können potenzielle Risiken und Herausforderungen im Zusammenhang mit der Digitalisierung von Gesundheitsdaten adressiert und ethisch vertretbare Lösungen entwickelt werden. Es ermöglicht auch eine Reflexion über die Auswirkungen der digitalen Innovationen auf die Gesundheitsversorgung und fördert eine verantwortungsvolle Nutzung von Technologie im GW. Die Anwendung von Medizinethik ist bei der Digitalisierung im GW wichtig ist, damit Gründe sichtbar werden und die Notwendigkeit und Relevanz aufzeigen, Gesundheitsdaten digital verfügbar zu machen. „Moderne Technologien wie mobile Apps und Cloud-basierte Systeme spielen eine zunehmend wichtige Rolle im NFDM. Sie ermöglichen den sofortigen Zugriff auf kritische Patienteninformationen" (Schulz, 2023, S. 18). Vor der Tatsache des steigenden Einsatzes von digitalen Technologien und dem Sammeln großer Datenmengen (Big Data) sowie deren Automatisierung oder Nutzbarmachung, sind ethische Aspekte von hoher Bedeutung.

3.2.1 Patientenautonomie und informierte Zustimmung

Die Verwendung elektronischer Gesundheitsakten hat Auswirkungen auf die Autonomie der Patienten, indem sie ihnen einen besseren Zugang zu ihren eigenen Gesundheitsinformationen bietet. Das Prinzip der Autonomie betont hierbei die Wichtigkeit der Selbstbestimmung und informierten Zustimmung der Patienten. In einer digitalen Gesundheitslandschaft ist es wichtig, sicherzustellen, dass Patienten die Kontrolle über ihre eigenen Gesundheitsdaten behalten und informiert sind, wie diese Daten verwendet und geschützt werden. „Es ist bei der Digitalisierung des Gesundheitswesens, die mit Automatisierung, Formen technischer Autonomie und Entscheidungsübertragung verbunden ist, darauf zu achten, dass das Handlungssubjekt nicht geschwächt, marginalisiert oder substituiert wird." (Wiegerling 2018, S. 33ff.)

3.2.2 Nichtschädigung und Datenschutz

Die Digitalisierung von Gesundheitsdaten birgt Risiken im Zusammenhang mit Datenschutzverletzungen, Datenmissbrauch und Sicherheitslücken. „Der Schutz sensibler Patienteninformationen ist von höchster Bedeutung und erfordert robuste Sicherheitsmaßnahmen" (Höpken & Neumann, 2022, S. 76). Datenschutz und Datensicherheit sind wichtige und zentrale Herausforderungen. „Die Notfalldaten von Patienten sind äußerst sensible Informationen. Ohne ausreichende Sicherheitsvorkehrungen können sie zum Ziel von Cyberangriffen werden und das Vertrauen der Öffentlichkeit in digitale Gesundheitsdienste untergraben" (Neumann & Hirsch, 2023, S. 143). Das Prinzip der Nichtschädigung oder Schadensvermeidung erfordert, dass angemessene Maßnahmen ergriffen werden, um die Sicherheit und Vertraulichkeit von Gesundheitsdaten zu gewährleisten und potenzielle Schäden für die Patienten zu minimieren. Hierbei ist die Nutzung von digitalen Notfalldaten auch von Vorteil, da wichtige Informationen über Vorerkrankung und einzunehmende Medikamente Patienten schützen und ein falsches Medikament verabreicht wird. Die Folgen einer Einnahme von falschen Medikamenten kann von leichten Nebenwirkungen, schwerwiegenden gesundheitlichen Schäden und bis hin zum Tod reichen. Wie Krauß et al. (2020) betonen, müssen geeignete technische und organisatorische Maßnahmen ergriffen werden, um unbefugten Zugriff auf diese sensiblen Daten zu verhindern. Daher muss sichergestellt werden, dass Patienten jederzeit die Kontrolle über ihre persönlichen GD behalten und über die Verwendung und Weitergabe der Notfalldaten informiert werden.

3.2.3 Fürsorge und Zugänglichkeit von Notfalldaten

Die Pflicht zur Fürsorge gegenüber den Patienten bedeutet, dass Gesundheitsdienstleister stets das Wohl ihrer Patienten an die erste Stelle setzen. Bei der Digitalisierung von Gesundheitsdaten ist es wichtig sicherzustellen, dass die Nutzung dieser Daten im besten Interesse der Patienten erfolgt und ihre Gesundheit und Sicherheit unterstützt. „Automatisierung darf nicht zum Verlust von Kompetenzen und Handlungsalternativen für Patient, Arzt und Pflegekraft führen. Verantwortung wird nicht wahrgenommen, wenn Handeln komplett unter eine Systemdirektive gestellt wird." (Wiegerling & Heil, 2019, S.

20f.). Die Nutzung von digitalen Notfalldaten bringt den Vorteil, dem Patienten die optimale Fürsorge zukommen zu lassen, damit dieser den größtmöglichen Nutzen aus der medizinischen Behandlung ziehen kann. Nur wenn alle relevanten GD eines Patienten vorliegen, kann die einzuleitenden Maßnahmen und die Behandlung individuell darauf abgestimmt sein.

3.2.4 Gerechtigkeit der Verfügbarkeit digitaler Notfalldaten

Das Prinzip der Gleichberechtigung fordert, dass alle Menschen unabhängig von ihrem sozialen oder wirtschaftlichen Status gleichen Zugang zur Gesundheitsversorgung haben sollten. Bei der Digitalisierung von Gesundheitsdaten ist es wichtig sicherzustellen, dass die Technologie für alle Bevölkerungsgruppen zugänglich ist und keine weiteren Ungleichheiten schafft. Dies betrifft sowohl den Zugang von medizinischem Personal als auch von individuellen Patienten oder ihren Vertretern. Somit muss der Zugang zu solchen Technologien gerecht verteilt sein damit keine sozialen oder wirtschaftlichen Nachteile entstehen. Des Weiteren erfordert es eine sorgfältige Abwägung zwischen dem Schutz der Privatsphäre des Patienten und dem potenziellen Nutzen für die medizinische Versorgung. Daher ist sicherzustellen, dass der Zugang zu diesen Daten fair und transparent gestaltet wird, um Diskriminierung zu vermeiden und gleichzeitig die bestmögliche Versorgung für alle zu gewährleisten. Hierbei bringt die Nutzung von digitalen Notfalldaten einen Gewinn, sofern eNFD auch mehrsprachig verfügbar sind und damit national wie auch international verwendet werden können. Eine optimale Versorgung kann im medizinischen Notfall somit länderübergreifend und flächendeckend erfolgen. Besonders auch abgelegene Regionen und Landstriche, die nicht optimal an die Gesundheitsversorgung angeschlossen sind, können davon profitieren, da sie anhand der Gesundheitsdaten eine bessere Ersteinschätzung ermöglichen und der Patient möglicherweise direkt vor Ort behandelt werden kann. Das Leben des Patienten wird, aufgrund eines Zeitverlustes durch einen weiten Transportweg ins nächstgelegene Krankenhaus, nicht gefährdet.

4 Technologische Aspekte von NFC-Wearables

4.1 Definition von NFC-Wearables

NFC-Wearables sind elektronische Geräte, die am Körper getragen werden und über NFC-Technologie verfügen. NFC ist eine Form der drahtlosen Datenübertragung, die es ermöglicht, über kurze Distanzen von wenigen Zentimetern Daten zu übertragen.

4.2 Funktionsweise von NFC-Wearables

Die NFC-Technologie in Wearables basiert auf der drahtlosen Nahfeldkommunikation. Ein NFC-Wearable, wie ein Fitnessarmband, eine Smartwatch oder auch ein Aufkleber, enthält einen mikrokleinen NFC-Chip, auf dem Nutzer-Daten gespeichert werden.

4.3 Anwendungsbereiche von NFC-Wearables im Gesundheitswesen

Der Einsatz von NFC-Technologie ermöglicht es, wichtige medizinische Informationen in einem verschlüsselten Format auf einem speziellen NFC-Tag zu speichern.

NFC-Wearables finden in verschiedenen Bereichen des GWs Anwendung:

- **Patientenidentifikation**: Durch das Tragen von NFC-Wearables können Patienten und Gesundheitsdaten schnell und sicher identifiziert werden.
- **Datenzugriff und -management**: Medizinische Informationen wie Notfalldaten können gespeichert und bei Bedarf von autorisiertem Personal abgerufen werden.
- **Medikamentenmanagement**: NFC-Wearables können dazu beitragen, die Einnahme von Medikamenten zu überwachen und sicherzustellen, dass Patienten ihre Medikamente korrekt einnehmen.

5 Praxisbeispiel „SOS-SCAN" als digitales Notfalldatenmanagementsystem

5.1 Digitale Notfalldaten mittels NFC-Technologie

„Souveräne Patienten nutzen konsequent die modernen Möglichkeiten, die die Digitalisierung ihnen bieten. Dies lässt sich aus dem massenhaften Einsatz von Geräten zur Messung von Vitaldaten ableiten. Auch der direkte Zugriff auf Angebote der Internetmedizin verdeutlicht diesen Trend. In den kommenden Jahren wird sich die Waage noch weit mehr zugunsten der Stärkung der Position von Patienten neigen" (Lohmann, 2017, S. 8). Durch die digitale Transformation kann auch das GW in Deutschland von technischen Innovationen profitieren. Es existieren zahlreiche digitale Lösungen, die das GW verbessern. „Wir müssen begreifen, dass wir nicht immer auf den Staat warten dürfen. Die Zeit für die digitale Revolution ist reif" (Werner, 2022, S. 17). Viele Lösungen werden von neugegründeten Start-ups aus der HealthCare-Szene entwickelt. „Innovationen der Telemedizin können einen erheblichen Beitrag zur Effizienz und Qualität der Gesundheitsversorgung leisten" (Mühlbacher & Berhanu 2003, S. 2).

Startups sind nicht zwangsläufig Teil des Gesundheitssystems und denken daher ‚out of the box'. „Oftmals sind Start-ups in einem Höchstmaß intrinsisch motiviert und haben ein hervorragendes Verständnis für die Bedürfnisse der Endnutzer entwickelt und einen starken Fokus auf nutzerfreundliche Angebote. Dabei helfen ihre agilen Entwicklungsmethoden die auf Iteration, also ständiges Vorantasten und Verbessern einer Idee abzielen" (Waldschmitt, 2018, S. 170). Einen wegweisenden Ansatz, digitale Notfalldaten verfügbar zu machen, bietet das 2022 neugegründete Unternehmen MOVINDA Solutions, ansässig in Nordrhein-Westfalen. Sie entwickelten ein digitales Produkt, welches sich dem Problem, das digitale Notfalldaten flächendeckend nicht verfügbar sind, angenommen und daraus eine innovative Lösung geschaffen. SOS-SCAN zählt zur Kategorie „Mobile Health" (abgekürzt: mHealth) und wird als eine Untergruppe von E-Health-Aktivitäten und -Systemen bezeichnet, die auf mobilen Geräten angeboten werden. „Einsatzgebiete von mHealth umfassen alle Versorgungsbereiche, also Prävention, Diagnostik, Therapie, Nachsorge, Monitoring von Patienten. Außerdem werden mHealth-Lösungen auch im administrativen Bereich bspw. zur Unterstützung des Praxis- oder Klinikmanagements verwendet. Ziel von mHealth ist die Verbesserung der medizinischen Versorgung durch die Nutzung von mobilen Technologien. Dies gilt insbesondere für ländliche Regionen. Zusätzlich sollen die Anwendungen dazu beitragen, einen verantwortungsvollen Umgang mit der eigenen Gesundheit zu erreichen und durch die Bereitstellung von Gesundheitsinformationen die Gesundheitskompetenz der Patienten zu erhöhen." (Matusiewicz & Thielscher, S. 5)

Entstanden ist das Produkt „SOS-SCAN", ein digitales Notfalldatenmanagement, welches zur Optimierung der Rettungskette mit interoperablem Datenaustausch beiträgt. Im akuten Notfall entsteht durch den Einsatz von SOS-SCAN eine durchgängige Rettungskette die, Patient, Rettungskräfte, Ärzte und medizinisches Fachpersonal in Kliniken und Rettungsstationen sowie die Zu- und Angehörigen des Notfallpatienten miteinander digital vernetzt. Es entsteht ein geschlossener Kreislauf, aller eingebundenen User und Akteure des GW. Rettungskräfte können den NFC-Tag mit einem NFC-fähigen Gerät wie einem Smartphone auslesen. Durch eine spezielle Anwendung wird der verschlüsselte Inhalt des NFC-Tags entschlüsselt und die medizinischen Informationen Vorerkrankungen, Medikamente, Unverträglichkeiten, Allergien, Implantate und Transplantate angezeigt.

Was diese Technologie noch zeiteffektiver macht, ist die automatische Benachrichtigung der hinterlegten Kontaktpersonen. Sobald der NFC-Tag ausgelesen wird, werden die vorab festgelegten Kontaktpersonen über den Notfall informiert. Dies kann auf verschiedene Weisen geschehen, zum Beispiel per SMS, E-Mail oder Push-Benachrichtigung über die SOS-SCAN-App. Angehörige sind demnach mit in die Rettungskette mit eingebunden. Anders als bei dem NFDS in der ePA oder eGK werden Kontaktpersonen nicht nur hinterlegt. Sondern dadurch werden diejenigen, die in Notfällen kontaktiert werden müssen, schnell und effizient automatisiert benachrichtigt. Die Angehörige erfahren in einer weiteren Meldung auch den Standort des anzufahrenden Krankenhauses, in das der Notfallpatient eingeliefert wird. Wertvolle Zeit wird eingespart, da weder Rettungskraft noch Arzt die Benachrichtigung der Angehörigen vornehmen muss.

MOVINDA Solutions definierte Zielperspektive ist die Lebenssicherung - zum Wohl von Individuen - durch schnellstmöglichen Zugriff auf Gesundheitsdaten mittels APP und einer selbstentwickelten Software und dem Einsatz eines SOS-Wearables, das auf NFC-

Technologie basiert. MOVINDA Solutions setzt hierbei auf Patientenorientierung und Patientensicherheit und verfolgt auch das Ziel die Gesundheitskompetenz des Patienten anzuregen und mehr Empowerment in die gesundheitliche Versorgungslandschaft zu bringen. Ein weiterer Vorteil der Lösung ist, dass die eNFD ohne eHBA, zugänglich gemacht wird.

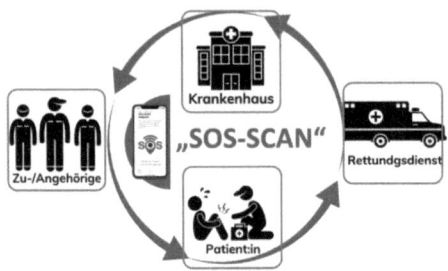

Abb.1: Durchgängige Rettungskette mittels SOS-SCAN, 2023 (eigene Darstellung)

Zur Veranschaulichung ist zusätzlich noch ein detailgenauer Ablauf des Digitalisierungs- und Ablaufprozesses von SOS-SCAN angefügt. (siehe Anhang 1, Seite 21)

5.2 Abgleich der Ergebnisse mit den medizinethischen Prinzipien

Die vier ethischen-moralischen Prinzipien angelehnt an die Digitalisierung, die sich MOVINDA Solutions mit der digitalen APP ‚SOS-SCAN' verpflichtet:

Autonomie des Patienten

Eigenverantwortung und Freigabe über GD, sowie Selbstbestimmung über gewünschte medizinische Maßnahmen im Notfall bis hin zur palliativen Behandlung: Selbstbestimmungsrecht bleibt auch im Fall der Entscheidungsunfähigkeit im Notfall erhalten. Eigenverantwortung bedeutet hier, „dass Individuen immer zunächst selbst Leistungen zur Verbesserung ihrer Lebenschancen und Lebensbedingungen erbringen, bevor – dem Subsidiaritätsprinzip folgend – andere Institutionen wie Familie, Gemeinde oder Staat Hilfe leisten" (Brink et al., 2006, S. 13)

Schadensvermeidung

Verhinderung schwerer gesundheitlicher Schäden, Folgeschäden und Verringerung des Mortalitätsrisiko, durch zeitverzögerte oder falsche Behandlung. „Das Vertrauen ist ganz wesentlich davon abhängig, dass mit den Daten eben nicht zuvörderst private, insbesondere kommerzielle Interessen verfolgt werden, sondern das Ziel des Handelns das gemeinsame Gut Gesundheit darstellt, das wiederum jedem potenziellen Patienten entsprechend zur Verfügung gestellt werden kann." (Wiegerling & Heil, 2019, S. 49)

Fürsorge

Notfall Behandler sind imstande anhand der GD eine genauere Ersteinschätzung vorzunehmen und die notwendigen Maßnahmen schneller einzuleiten, um den höchsten Nutzen der Behandlung zu erzielen. Bei SOS-SCAN stehen dem Notfallbehandler alle relevanten Informationen über Vorerkrankung, Dauermedikation, Allergie, Unverträglichkeiten sowie eine Blutgerinnungsstörung (Hämophilie) oder neurologische Erkrankung wie (Epilepsie, Multiple Sklerose, Parkinson) zur Verfügung.

Gleichberechtigung

Gleichberechtigung meint, dass alle Menschen in Deutschland Anspruch und Zugriff auf eNFD haben und keine Ausgrenzung von Versicherten der GKV oder PKV stattfindet. Jeder Mensch, unabhängig von Alter, Geschlecht, Herkunft, Gesundheitszustand, sollen frei über ihre eNFD verfügen. Bei SOS-SCAN ist eine medizinische Diagnose keine Voraussetzung. Auch junge, gesunde Menschen können jederzeit in eine akute Notfallsituation geraten, bspw. durch plötzlichen Unfall. Die APP hat die Fähigkeit zur Mehrsprachigkeit, um international eingesetzt werden zu können.

6 Kritische Betrachtung

6.1 Herausforderungen digitaler Notfalldaten mittels NFC-Wearables

Begrenzter Speicherplatz

Ein möglicher Nachteil kann die begrenzte Speicherkapazität eines NFC-Tags sein, je nachdem wie groß das Datenvolumen und die Menge an Informationen ist. Wenn ein Patient mehrere Vorerkrankungen hat und auch eine Vielzahl an Medikamenten einnimmt, müssen alle relevanten eNFD auf dem Chip speicherbar sein.

Datentransfer

Um die eNFD auf den NFC-Chip des Wearables zu transferieren ist der Gebrauch ein mobiles Smartphone notwendig. Ältere Menschen die kein eigenes Smartphone besitzen sind auf die Hilfe und Unterstützung von Zu- und Angehörigen angewiesen, die die eNFD auf ein NFC-Wearable speichern.

Aktualisierung/Verwaltung

Die Verwaltung der Daten wird vom User selbst vorgenommen. Das geschieht nicht automatisch beim Arztbesuch, somit muss jede Änderung eigenständig aktualisiert werden. „Bei der digitalen Erfassung und Aktualisierung von Notfalldaten Fehler auftreten können, die zu falschen oder unvollständigen Informationen führen können (vgl. Rieger et al., 2020). Der User muss daher zeitnah, verlässlich und akkurat die Aktualisierung der eNFD durchführen.

Fehlende Standardisierung

Aktuell fehlen eine Standardisierung und die Inkompatibilität der Datenverarbeitenden Systeme im GW. Es gibt noch keine einheitliche technische Lösung zur Verfügbarkeit der GD für die gesamte Bevölkerung in Deutschland.

Datensicherheit

NFC-Wearables können nicht vor Verlust und Diebstahl geschützt werden kann. Daten müssen vor Missbrauch oder unbefugten Zugriff verschlüsselt und somit nur verifizierten Personen zugänglich sein.

Datenschutz

Der Datenschutz von personenbezogenen Daten auf NFC-Wearables muss rechtlich geregelt sein, damit personenbezogene Daten erhoben, verarbeitet oder genutzt werden können. „Durch die Regelungen der DSGVO ergeben sich für NFC-Chips besondere Anforderungen, denn dieser kann Daten preisgeben, ohne dass ein User dies weiß oder aktiv initiiert." (Datenschutz-Praxis, 2024).

Abhängigkeit von APP und NFC-fähigen Geräten

Um die eNFD auf einem NFC-Wearables auszulesen, wird die explizit dafür programmierte „SOS-SCAN-APP" und ein NFC-fähiges Smartphone benötigt. Die APP muss auf dem Smartphone installiert werden. Auch Rettungskräfte und Behandler benötigen zum Auslesen der NFC-Wearables die APP.

Fehlende Akzeptanz (bei digital-aversiven Menschen)

Patienten müssen fähig und technisch versiert sein, ihre eNFD auf NFC-Wearables zu speichern. Dies könnte eine Herausforderung sein, insbesondere wenn User nicht vollständig verstehen, wie die Technologie funktioniert oder digitale Anwendungen aus Angst vor Datenmissbrauch ablehnen.

Interoperabilität mit bestehenden medizinischen Systemen

NFC-Wearables sollten interoperabel eingesetzt werden, damit sie mit verschiedenen Systemen und Geräten im GW kommunizieren. „In Deutschland gibt es verschiedene Akteure und Systeme im Gesundheitswesen, die an der Erfassung und Speicherung von Notfalldaten beteiligt sind. Dies kann zu Herausforderungen bei der Zusammenführung und Interoperabilität der Daten führen" (vgl. Rieß et al., 2019). Die fehlende Kompatibilität und Interoperabilität verschiedener KIS kann demnach ein Hindernis darstellen.

Hohe Kosten

Kosten entstehen den Akteuren des GW für die Öffnung der API, damit SOS-SCAN als SAS implementiert werden kann. Hierbei kann es, je nach Softwareanbieter, zu unterschiedlich hohen Kosten kommen. Dazu ist nicht geklärt, ob ein Krankenhaus diese Kosten selbst tragen kann.

6.2 Chancen digitaler Notfalldaten mittels NFC-Wearables

Auch wenn die Integration von NFC-Wearables im GW vor zahlreichen Herausforderungen steht, bietet sie im Gegenzug ein großes Potenzial zur Verbesserung der Patientenversorgung. Digitale Patientendaten und das NFDM sind unverzichtbare Bestandteile der modernen Gesundheitsversorgung. Folgend werden die Vorteile für die Patientensicherheit und die Effizienzsteigerung im Gesundheitssystem aufgeführt.

Verbesserte Zugänglichkeit

Elektronische Daten mittels NFC können sofort und von verschiedenen Standorten abgerufen werden. Digitaler Datenaustausch reduziert den Zeitaufwand und erleichtert die Kommunikation zwischen den Gesundheitsdienstleistern.

Datensicherheit

Ein NFC-Wearable kann vor unbefugtem Gebrauch geschützt werden kann, indem die Daten beim Transferieren verschlüsselt und auf den Chip gespeichert werden. Bei SOS-SCAN werden die Daten nicht in der Cloud gespeichert, sondern verbleiben in verschlüsselter Form auf dem NFC-Chip.

Datenschutz

Die Standardisierung von Datenformaten und die Schaffung einheitlicher rechtlicher Vorgaben sind notwendig, um die Interoperabilität zu verbessern und den rechtlichen Anforderungen gerecht zu werden (vgl. Krauß et al., 2020, S. 117). Die Sammlung und Speicherung sensibler medizinischer Informationen erfordert strenge Datenschutzmaßnahmen, um sicherzustellen, dass die Daten sicher und privat bleiben. Der User bestätigt bei SOS-SCAN die Datenschutzbestimmung und das er für seine Daten eigenverantwortlich ist und seine Daten nicht ohne sein Einverständnis be- oder verarbeitet werden.

Kulturelle und sprachliche Barrieren

Digitale Lösungen können kulturelle und sprachliche Unterschiede berücksichtigen, um eine echte informierte Zustimmung zu ermöglichen.

Sofortiger Zugriff auf eNFD

Wenn die Daten schnell abrufbar sind, kann dies Leben retten, da Ärzte und Rettungsdienste sofort auf wichtige Informationen zugreifen können.

Einfache Identifikation (NFC-fähiges Gerät)

User können sich mittels Zweifaktor-Authentisierung in der APP anmelden. Dies bedeutet, dass zusätzlich zum Passwort noch ein zweiter Faktor abgefragt wird. Somit wird ein
sechsstelliger Bestätigungscode an die E-Mail-Adresse des Users gesendet. Wenn die
Identitätsbestätigung durch den User bestätigt wurde, kann dieser sein Profil öffnen und
die eNFD anlegen sowie aktualisieren.

Kontrolle über die Freigabe

Nur der Patient als User besitzt eine Schreibberechtigung. Alle Akteure des GW sind
demnach leseberechtigt und können die eNFD, anhand eines NFC-fähigen Gerätes mittels
der SOS-SCAN-APP, auslesen. Somit hat der User die Kontrolle über die Freigabe und
ist auch unabhängig von der Eingabe eines Arztes.

Unabhängigkeit von Netzwerken

Die eNFD sind lokal auf dem NFC-Chip und sind nicht in der Cloud gespeichert.

Vielseitigkeit

Die GD auf einem NFC-Wearables können im GW auf vielseitige Weise genutzt werden.
Sowohl in akuten Notfällen wie auch beim Arzt, Therapeuten oder der Apotheke.

Geringe Kosten

Es gibt verschiedene NFC-Wearable, die günstig sind und zwischen 1-10 Euro kosten.

Widerstandsfähigkeit

Ein NFC-Wearable ist sehr robust und damit resistent gegen äußerliche Einflüsse wie
extreme Temperaturen, Wasser, Staub, sowie bei Stürzen, Überschlägen und Stößen.

Benutzerfreundlichkeit

Der Einsatz der SOS-SCAN-APP ist auf Benutzerfreundlichkeit ausgerichtet. Der User wird beim Einrichten seines Profils durch die Anmeldung geführt und angeleitet.

Entwicklung von Patienten-Empowerment

Der Einsatz von digitaler Technologie wie SOS-SCAN kann die Selbstbestimmung der Patienten stärken, da sie mehr Kontrolle über ihre medizinischen Informationen haben und in der Lage sind, diese in Notfällen bereitzustellen.

Betrieb ohne Strom

Ein NFC-Wearable benötigt keine eigene Stromversorgung, da diese über elektromagnetische Felder erfolgt.

Akzeptanz bei Patienten

NFC-Wearables können einen bedeutenden Fortschritt in der Digitalisierung des GWs darstellen. Ihre Fähigkeit, Gesundheitsdaten effektiv zu erfassen, zu speichern und zu übertragen, kann die Qualität der Patientenversorgung erheblich verbessern, somit kann das die Akzeptanz für digitale Innovationen erhöhen.

Interoperabilität

Eine weitere Chance liegt in der Verbesserung der Interoperabilität und des Datenaustauschs zwischen den verschiedenen Akteuren im GW. Durch die Schaffung gemeinsamer Standards und Schnittstellen können Notfalldaten nahtlos zwischen Rettungsdiensten, Krankenhäusern und anderen relevanten Einrichtungen ausgetauscht werden. (vgl. Becker et al., 2021, S. 127). Dies fördert insbesondere die Koordination und Zusammenarbeit bei der Behandlung von Notfällen.

7   Fazit

7.1   Zukünftige Entwicklungen digitaler Innovationen im Gesundheitswesen

In dieser Seminararbeit wurden rechtliche Aspekte und Regelungen in Deutschland analysiert und auf die Vor- und Nachteile der Auswirkungen auf die digitale Verfügbarkeit von Notfalldaten eingegangen. Es besteht ein erheblicher Handlungsbedarf, um die digitalen Systeme zur Verbesserung der Notfallversorgung effektiv zu nutzen und gleichzeitig die sensiblen Gesundheitsdaten der Patienten zu schützen. Die digitale Verfügbarkeit von Notfalldaten in Deutschland bietet Chancen und steht dabei auch vor Herausforderungen. Fehlende digitale Notfalldaten führen zu ineffizienten Prozessen, mangelnder Koordination und potenziell lebensbedrohlichen Situationen. Zusammenfassend ist die Implementierung der Verfügbarkeit von digitalen Notfalldaten in Deutschland unerlässlich, wenn wir die Gesundheit der Patienten in den Mittelpunkt der ethischen Betrachtung stellen. „Digitale Innovationen unterscheiden sich von industriellen Neuheiten. Sie überschreiten die Schwelle des gewohnten Umgangs mit sichtbaren technischen zu den unsichtbaren digitalen Objekten. Sie wirken gewissermaßen in der Tiefe des Netzes, die undurchschaubar scheint und vielfach Besorgnis auslöst. Diese Undurchsichtigkeit wird für Menschen dann zur Vertrauenskrise, wenn gleichzeitig die legitimierten Institutionen die erwartete Sicherheit nicht mehr garantieren und dadurch an Autorität verlieren" (Vgl. Müller, 2020, S. 59). Mit Transparenz, Datenschutz und Vertrauen in neuartige digitale Innovationen zugunsten des Betroffenen, kann die Akzeptanz und Interaktion der Patienten und Akteure gewonnen und gesteigert werden. Es bedarf einer organisierten und strukturierten Herangehensweise, die den Schutz der sensiblen Personendaten gewährleistet, um diese für eine qualitative Verbesserung der Notfallversorgung zu nutzen. Insgesamt betrachtet können NFC-Wearables mit digitalen Patienten-Notfalldaten auf der Grundlage der Medizinethik eine wichtige Rolle sowohl bei der Verbesserung der medizinischen Versorgung als auch bei der Patientensicherheit spielen. Es ist jedoch von entscheidender Bedeutung, dass sie unter Berücksichtigung ethischer Grundsätze entwickelt und eingesetzt werden, um Datenschutz, Sicherheit und Gerechtigkeit sicherzustellen.

7.2   Praktische Implikationen für die Gesundheitsversorgung und -politik

Der digitale Wandel im GW kann gelingen, wenn wir einen ganzheitlichen Ansatz verfolgen und die gesamte Patienten-Journey – beginnend bei der Prävention über die Diagnose bis zur Behandlung und Therapie digitalisieren. Alle darin enthaltenden Einzelschritte und individuellen Behandlungsprozesse können durch digitale Vernetzung systemisch zusammengeführt werden. Um Effektivität und Effizienz im Gesundheitssystem zu verbessern, braucht es neuartige Geschäftsmodelle, Implementierung und Evaluation zur Ergebniskontrolle. Digitale Innovationen, die speziell für das GW konzipiert sind, können künftig einen entscheidenden Beitrag zur Qualitätssteigerung der Versorgungslandschaft leisten. Sie werden die Patientensicherheit verbessern, die Qualität der Behandlungsergebnisse erhöhen und damit die wirtschaftliche Effizienz und Nachhaltigkeit eines Gesundheitssystems steigern. Vermehrt zeigt die internationale Studienlage und deren Ergebnisse aus nationalen und regionalen Implementierungsevaluationen, dass eine Digitalisierung des Gesundheitssektors in der Tat zu einer verbesserten Qualität von und zu einem besseren Zugang zu Gesundheitsdienstleitungen führen kann, wenn die Rahmenbedingungen dies begünstigen. Zudem zeigen auch internationale Trends, dass die zeitnahe Umsetzung von neuem medizinischem Wissen, in ergebnisorientierte Versorgung und Qualitätssteigerung, ohne die Vernetzung und Digitalisierung des GWs nicht erreichbar ist. Es ist von größter ethischer Bedeutung, im akuten Notfall Rettungskräften und Behandelnden einen schnellen und sicheren Zugriff auf die relevanten Notfalldaten zu ermöglichen. Gleichzeitig müssen auch angemessene Datenschutzmaßnahmen getroffen werden, um einen unbefugten Zugriff auf diese sensiblen Personendaten zu verhindern und die informationelle Selbstbestimmung der Betroffenen zu gewährleisten. Die Nutzung von NFC-Technologie bietet eine neue Möglichkeit zur effizienten Erfassung, Speicherung und Bereitstellung von Gesundheitsdaten, insbesondere in Notfallsituationen, um die Gesundheit des Menschen zu erhalten oder wiederherzustellen, sowie sein Leben zu retten. „Eine wichtige aktuelle gesundheitspolitische Diskussion ist daher, inwieweit die Einbindung von mHealth in das Vergütungssystem der gesetzlichen und privaten Krankenkassen erfolgen kann, und inwiefern die medizinischen Leistungserbringer und Patienten diese Entwicklung weiter vorantreiben werden." (Matusiewicz, 2017, S. 6)

7.3 Ausblick zur Ethik im Zeitalter digitaler Innovationen

Die Medizinethik spielt eine entscheidende Rolle im GW und stellt einen Rahmen für die Lösung ethischer Konflikte bereit, die aus der Praxis der Medizin entstehen. In Zeiten der Digitalisierung gewinnt die Medizinethik, als Sonderform der Ethik, an Komplexität und Bedeutung. „Medizin, Ökonomie und Ethik: Nicht alles, was medizinisch machbar ist, ist auch gleichzeitig wirtschaftlich und ethisch vertretbar. Um also zu tragfähigen Antworten zu kommen, müssen alle drei Aspekte gleichermaßen berücksichtigt werden" (Brink et al., 2006, S. 5). Immanuel Kant wies bereits früh darauf hin, dass sich eine moralische Haltung nicht aus der Rechtsförmigkeit des Handelns ableiten lässt (Kant, 1977, S. 191). Auch wenn wir etwas tun, das rechtmäßig zulässig ist, muss es nicht ethisch richtig sein. Moralisches Handeln geht demnach nicht zwangsläufig mit den Vorgaben des positiven Rechts konform. Ethik besitzt einen transzendierenden Charakter, der bei der Bewertung sich entwickelnder Technologien und digitalen Innovationen eine bedeutsame Rolle spielt. Somit besitzt Ethik „einen motivierenden Charakter, der das Ändern bestehender rechtlicher Regelungen einschließt" (Wiegerling & Heil, 2019, S. 16). Die digitale Verfügbarkeit von Notfalldaten bietet zweifellos Vorteile auch im Bereich des Rechts im GW. Durch die elektronische Erfassung und Speicherung von relevanten Gesundheitsinformationen können diese schnell und gezielt abgerufen werden. Dies ermöglicht den Akteuren, wie beispielsweise Ärztinnen und Ärzten, Krankenhäusern oder Rettungsdiensten, eine fundierte Entscheidungsfindung und eine effektive Behandlung der Patientinnen und Patienten zu gewährleisten und bietet damit beiden Seiten rechtsverbindliche Sicherheit. „Wir entwickeln uns (oder vielmehr werden entwickelt) zur Smart Culture. Eine Kultur, die zu einem großen Anteil auf digital unterstützter oder vielmehr erst überhaupt ermöglichter Selbstbestimmung, Selbstdefinition und Freiheit basiert. Smart Culture wird unterstützt von Techniken, die uns unglaublich schnell unfassbare Mengen an Informationen, Entscheidungshilfen und Kommunikationsmöglichkeiten bieten" (Elmer, 2017, S. 272). Künftige Entscheidungen im GW sowohl individuell für den Einzelnen getroffen werden als auch im Hinblick auf die Versorgung der Bevölkerung. Ethische Gesichtspunkte müssen betrachtet werden, um die Diskussion über moralische Handlungen, um angesichts der Ressourcenknappheit die Qualität der Versorgung zu gewährleisten.

Anhang

Anhang 1: Digitalisierungs- und Ablaufprozess von SOS-SCAN

Die NFD werden vom User in der SOS-SCAN-APP eingegeben und verschlüsselt auf einem NFC-Tag gespeichert, damit dies im Notfall von Rettungskräften ausgelesen werden können.

[Die Abbildung ist aus urheberrechtlichen Gründen nicht im Lieferumfang enthalten.]

Abb.2: NFC-Tag auf eGK

Der Rettungsdienst scannt den NFC-Tag und erhält im akuten Notfall alle relevanten Gesundheitsdaten des Patienten. Durch die gezielten Informationen wie Vorerkrankung, Medikamente, Unverträglichkeiten, Allergien kann eine schnellere und effizientere Ersteinschätzung und Behandlungsmaßnahme erfolgen.

[Die Abbildung ist aus urheberrechtlichen Gründen nicht im Lieferumfang enthalten.]

Abb.3: Rettungsdienst SOS-Scan-APP

Zusätzlich werden beim Auslesen des NFC-Chips automatisch hinterlegte Kontaktpersonen benachrichtigt. Die Nachricht wird wahlweise per SMS, email oder per push-Nachricht in der SOS-SCAN-APP angezeigt.

[Die Abbildung ist aus urheberrechtlichen Gründen nicht im Lieferumfang enthalten.]

Abb.4: Nachricht 1 Kontaktpersonen

Die Notaufnahme des anzufahrenden Krankenhauses erhält vom Rettungsdienst die Notfalldaten des Patienten - noch bevor dieser eingeliefert wird. Die Not- und Fachärzte können sich vorab ein Bild machen und gewinnen dadurch wertvolle Zeit. Der Schockraum kann (patientengerecht) vorbereitet werden und Fachärzte vorab informiert und hinzugezogen werden.

[Die Abbildung ist aus urheberrechtlichen Gründen nicht im Lieferumfang enthalten.]

Abb.5: Nachricht ans Krankenhaus

Die Kontaktpersonen erhalten des weiteren eine Nachricht in welches Krankenhaus der Notfallpatient eingeliefert wurde. Somit gewinnen auch diese wertvolle Zeit und brauchen nicht auf die Kontaktaufnahme eines Arztes warten.

[Die Abbildung ist aus urheberrechtlichen Gründen nicht im Lieferumfang enthalten.]

Abb.6: Nachricht 2 Kontaktpersonen

Beim Eintreffen des Patienten können Ärzte die medizinische Behandlung fortsetzen und sich vollständig auf den Patienten konzentrieren. Behandelnde Ärzte sparen Zeit und Aufwand, um Kontaktpersonen ausfindig zu machen und diese telefonisch zu benachrichtigen.

[Die Abbildung ist aus urheberrechtlichen Gründen nicht im Lieferumfang enthalten.]

Abb.7 Krankenhaus Behandlung

Alle Fotos wurden KI-generiert / Quelle: DALL-E, Januar 2023

Anhang 2: Sprachlicher Hinweis

Grundsätzlich werden durchgängig die maskuline Form „Ärzte" und „Patient" benutzt, gemeint sind ebenso auch feminine Formen wie „Ärztinnen", sowie „Patientinnen". Für eine bessere Lesbarkeit wird bei Begriffen wie „Akteure" und „Leistungserbringer" der maskuline Plural genutzt, der sich auf alle Geschlechter bezieht. Ausgenommen davon sind Zitate, die urheberrechtlich bestehen bleiben und wörtlich übernommen werden.

28

Literaturverzeichnis

Becker, M., Körner, S., & Knaup-Gregori, P. (2021): "Interoperabilität im Gesundheitswesen - Stand der Dinge und Handlungsbedarf." Informatik, Management und Recht im Gesundheitswesen, Ausgabe 20 (2), 2021, Seite 122-138

St. Pierre, M., Hofinger, G., Buerschaper, C., (2011): Notfallmanagement - Human Factors und Patientensicherheit in der Akutmedizin, Heidelberg: Springer Verlag GmbH, 2. aktualisierte und erweiterte Auflage, 2011

Hoffmann, W., (2022): Mehr Patientensicherheit in der Notfallaufnahme, In: Patientensicherheit, In: W. Hellmann (Hrsg.), Wiesbaden: Springer Fachmedien, S. 139-145, 2022

Höpken, A., & Neumann, H., (2022): Handbuch Datenschutz im Gesundheitswesen, Heidelberg: C.F. Müller Verlag, 2022

Hübner, U., Kierkegaard, P., & Hüsers, J. (2020): Digitalisierung der Notfalldaten: Anforderungen und Lösungskonzepte, DNVF-Symposium 2020: Abstract 1, Seite 10.

Kant, I., (1977): Kritik der praktischen Vernunft. In: Weischedel W (Hrsg.): Kant: Werke in zwölf Bänden, Bd. VII. Frankfurt am Main: Suhrkamp

Kassel, K. (2020). Digitale Innovation – Trendwende im deutschen Gesundheitssystem. In: Pfannstiel, M., Kassel, K., Rasche, C. (eds) Innovationen und Innovationsmanagement im Gesundheitswesen, Wiesbaden: Springer Gabler, 2020

Krauß, P., Knaup-Gregori, P., & Prokosch, H. U. (2020): Zugriffsmanagement in der elektronischen Patientenakte. Informatik, Management und Recht im Gesundheitswesen, Ausgabe 20(2), 2020, Seite 115-121

Lohmann, H. (2017): Zwischenruf: „Disruption ist disruptiv" oder das „Undenkbare denken"! In: Matusiewicz, D. Pittelkau, C., Elmer, A. (Hrsg.), (2017): Die Digitale Transformation im Gesundheitswesen – Transformation, Innovation, Disruption, Berlin: MWV Medizinisch Wissenschaftliche Verlagsgesellschaft mbH & Co. KG, 2017, Seite 7-9

Matusiewicz, D., Thielscher, C., (2017): Electronic Health (E-Health) und Mobile Health (mHealth) – Ein Definitionsversuch, In: Matusiewicz, D. Pittelkau, C., Elmer, A. (Hrsg.), (2017): Die Digitale Transformation im Gesundheitswesen – Transformation, Innovation, Disruption, Berlin: MWV Medizinisch Wissenschaftliche Verlagsgesellschaft mbH & Co. KG, 2017, Seite 3-6

Mosneron-Dupin, F., Amalberti, R., (1997): Facteurs humains et fiabilité: quelles démarches pratiques? Toulouse: Octares, 1997

Müller, G., (2020): Protektion 4.0: Das Digitalisierungsdilemma, Reihe: Die blaue Stunde der Informatik, Springer-Verlag GmbH, 2020

Müller, H. & Schmitz, J. (2023): Interoperabilität im digitalen Gesundheitswesen: Eine Analyse des Status quo in Deutschland, Berlin: Springer Verlag, 2023

Neumann, U. & Hirsch, D. (2023): Datenschutz im digitalen Gesundheitswesen: Probleme und Perspektiven. Frankfurt am Main: Campus-Verlag, 2023

Mühlbacher, A., Berhanu, S. (2003): Die elektronische Patientenakte.: Ein internetbasiertes Konzept für das Management von Patientenbeziehungen. TU, Wirtschaftswiss. Dokumentation, Berlin, 2003

Rieger, M. A., Jostes, R., & Krause, L. (2020): Digitalisierung in der Notfallmedizin, Notfall & Rettungsmedizin, Ausgabe 23(6), Kohlhammer Verlag, 2020, Seite 457-465

Rieß, H., Borges, C., & Büscher, C. (2019): IT-Interoperabilität in der Medizin: Eine rechtliche Betrachtung, MedR Schriftenreihe Medizinrecht, Ausgabe 37, 2019, Seite 39-54

Schmidt, H. & Lorenz, S. (2023). Die elektronische Patientenakte und ihre Auswirkungen auf das deutsche Gesundheitswesen. Berlin: Springer Verlag, 2023

Schulz, T., Culyer, A.J., & Horisberger, B., (Hrsg.) (2023): Technologie im Gesundheitswesen, Berlin: Springer Verlag, 2023

Schweiger, G., Varga, R., & Czarkowski, M. (2020): Digitalisierung und Rechtssicherheit in der Notfallmedizin, MedR Schriftenreihe Medizinrecht, Ausgabe 39, 2020, Seite 165-176

Waldschmitt, E., (2018): Digitalisierung in der gesetzlichen Krankenversicherung oder: „Wie Startups Körperschaften Beine machen, In: Integrierte Unternehmensführung, Band 7, Digitalisierung im Gesundheitswesen, Göttingen, 2018

Wiegerling, K., Heil, R., (2019): Ethische Dimensionen der Digitalisierung im Gesundheitswesen, Jahrgang 19, Heft 3, Juli 2019, S. 15–21

Wiegerling K., (2018): Warum Maschinen nicht für uns denken, handeln und entscheiden. In: Grimm P., Zöllner O., (Hrsg,): Mensch – Maschine: Ethische Sichtweisen auf ein Spannungsverhältnis, Stuttgart: Steiner Verlag, S. 33–47

Werner, J. (2022): So krank ist das Krankenhaus – Ein Weg zu mehr Menschlichkeit, Qualität und Nachhaltigkeit in der Medizin, Essen: Klartext Verlag, September 2022

Internetquellen

Anselm, R., (2018): Digitalisierung in der Medizin braucht ethische Beglei-tung. In: Rückert, Maximilian und Pförringer, Dominik (Hrsg.): Bei bester Ge-sundheit? Deutschlands E-Health im Check-up; Zukunftsplattform Bayern: Digita-les Gesundheitswesen 2020. Argumente und Materialien zum Zeitgeschehen, Bd. 109. München: Hanns-Seidel-Stiftung e.V., S. 47-50 https://www.hss.de/down-load/publications/AMZ_109_Gesundheit_07.pdf [letzter Zugriff am 12.02.2024]

BMG, (2023a): „Gemeinsam Digital – Digitalisierungsstrategie für das Gesundheitswe-sen und die Pflege", März 2023, 1. Auflage, https://www.bundesgesundheitsminis-terium.de/fileadmin/Dateien/3_Downloads/D/Digitalisierungsstrate-gie/BMG_Broschuere_Digitalisierungsstrategie_bf.pdf [letzter Zugriff am 22.01.2024]

BMG, (2023b): Pressemitteilung, „Moderne Medizin braucht digitale Hilfe", 9. März 2023 https://www.bundesgesundheitsministerium.de/presse/pressemitteilungen/di-gitalisierungsstrategie-vorgelegt-09-03-2023.html [letzter Zugriff am 22.01.2024]

BMG, (2022): Notfalldaten - Bundesministerium für Gesundheit, November 2022, https://www.bundesgesundheitsministerium.de/service/begriffe-von-a-z/n/notfall-daten.html [letzter Zugriff am 22.01.2024]

Brink, A., Eurich, J., Hädrich, J., Langer, A., Schröder, P., (2006): Gerechtigkeit im Ge-sundheitswesen, Sozialpolitische Schriften, Heft 88, Berlin: Duncker und Humblot, https://www.duncker-humblot.de/_files_media/leseproben/9783428519446.pdf [letzter Zugriff am 22.01.2024]

Datenschutz-Praxis (2024): RFID- oder NFC-Chips: Diese Datenschutz-Maßnahmen sind nötig; Ratgeber, 05.12.2023, https://www.datenschutz-praxis.de/grundla-gen/rfid-chips/?displaymode=print [letzter Zugriff am 22.01.2024]

KVB, (2021): KVB-Infoblatt-Uebersicht-NFDM, Kassenärztliche Vereinigung Bayerns https://www.kvb.de/fileadmin/kvb/V10/Mitglieder/Praxisfuehrung/Telematikinf-rastruktur/KVB-Infoblatt-Uebersicht-NFDM.pdf [letzter Zugriff am 22.01.2024]

McKinsey (2023): E-Rezept und ePA – die Schlüssel zur Digitalisierung des deutschen Gesundheitswesens?, Januar 2023, https://www.mckinsey.de/~/me-dia/mckinsey/locations/europe%20and%20middle%20east/deutschland/publikati-onen/2023-02-01%20e-rezept%20und%20epa/mckinsey_e-re-zept_und_epa_2023.pdf [letzter Zugriff am 22.01.2024]

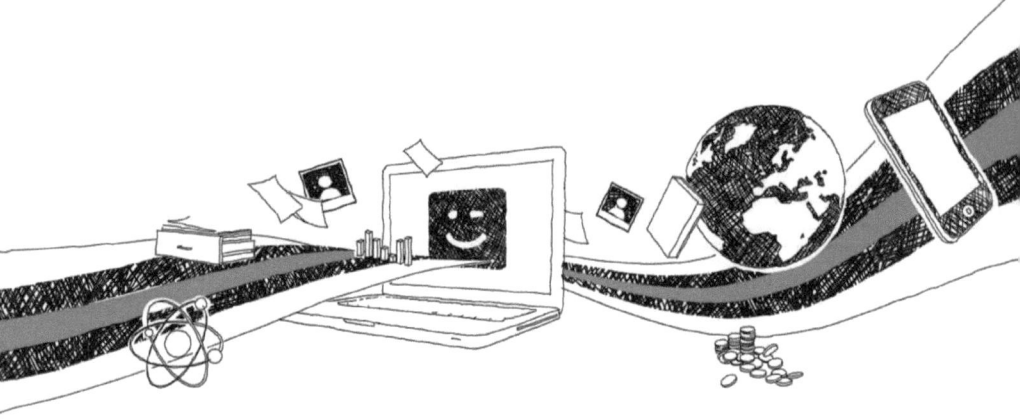
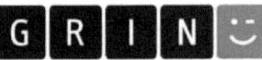